LE CHOLÉRA

PRÉCAUTIONS A PRENDRE

en temps d'épidémie cholérique
et autres

PRIX : 15 CENT.

LYON
IMPRIMERIE LÉON DELAROCHE ET Cie
Place de la Charité, 10

1884

LE CHOLÉRA

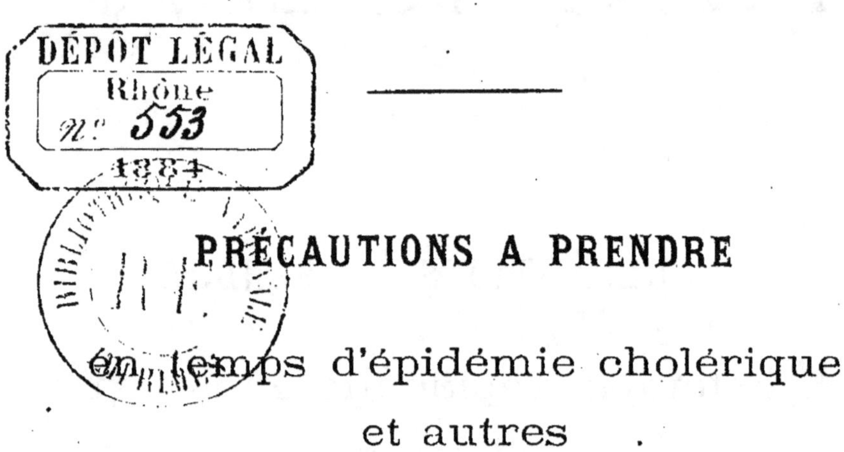

PRÉCAUTIONS A PRENDRE

en temps d'épidémie cholérique
et autres

LYON

IMPRIMERIE LÉON DELAROCHE et C\ie

Place de la Charité, 10

1884

LE CHOLÉRA

PRÉCAUTIONS A PRENDRE

En temps d'épidémie cholérique et autres

Bien que la situation géographique de Lyon semble nous mettre d'une façon absolue à l'abri de ce fléau terrible, le Choléra, nous avons pensé qu'il était bon néanmoins d'appeler l'attention de chacun sur ce qu'il était nécessaire de faire pour s'en préserver d'abord, et pour le combattre ensuite.

N'ayant pas de journaux à notre disposition, nous nous adressons directement au public, pour lui donner quelques extraits du *Manuel Raspail* relatifs à ce fléau, — moins terrible cependant, et ayant moins fait de victimes que les conquérants à qui l'on a élevé des statues.

Mais les peuples sont ainsi faits : les massacres des Albigeois, l'incendie deux fois renouvelé du Palatinat, vingt cités égorgées et livrées au pillage, trois cent mille cadavres jonchant le sol labouré par la mitraille de Wagram ou de la Moscowa; tous ces faits épouvantables, qualifiés de glorieux, loin d'être des sujets d'horreur, font au contraire pousser des hourras d'enthousiasme à la foule imbécile, et saluer du nom de grand les Bandits couronnés, qui, pour leur ambition personnelle, ont couvert le monde et de sang et de ruines.

Vingt morts, du Choléra, font naître l'épouvante en France et à l'étranger!! Pour échapper à l'épidémie, des Gribouilles de la peur vont jusqu'à..... se suicider!!...

Tâchons donc d'être tous un peu plus dignes du nom d'homme, et ne nous laissons point aller à ces frayeurs exagérées et bêtes qui arrivent à suspendre à la fois le commerce et l'industrie, aussi bien que la vie d'un peuple !

Sachons regarder le fléau en face, avec les yeux de la science, et, comme toutes les autres maladies, nous le vaincrons.

Car c'est une chose bizarre, et qui devrait faire cesser ces paniques folles, c'est qu'en somme — même à Toulon et à Marseille — foyer de l'épidémie, le nombre des décès est moins considérable qu'aux époques où il n'y a aucune maladie épidémique.

Allons donc, populations ouvrières, calmez-vous, et prenez le *Manuel Raspail*. Appliquez immédiatement ces mesures préventives :

Dès que le fléau, qu'il soit SPORADIQUE ou *asiatique*, se déclare dans un pays, on doit soir et matin allumer de grands feux, que ce soit avec le bois ou le charbon de terre; la flamme dévore les insectes qu'elle attire et décompose les miasmes en gaz inoffensifs. On fait évaporer dans les maisons du vinaigre camphré. On porte sur soi un flacon de sel de Mindérérus ou d'alcool camphré, que l'on flaire de temps en temps. On mange une nourriture aillacée et épicée. On reste sobre dans ses habitudes; on évite les assommoirs, les brasseries, les boissons glacées et les excès de tous genres, — de tous genres, entendez bien jeunes gens, souvent entraînés à la débauche par de vieux viveurs! — Assainissez vos appartements en brûlant du vinaigre, du benjoin ou de l'encens, mais surtout en ne laissant aucun objet susceptible de décomposition dans les coins de vos demeures.

L'expérience a confirmé amplement nos prévisions, dit F.-V. Raspail, sur l'efficacité des grands feux contre le Choléra; partout où le bons sens public ou bien un sinistre l'a établi sur une large échelle, on a remarqué que, après les vastes feux de joie ou après les grands incendies, le Choléra a disparu ou s'est énormément atténué; ainsi, par exemple, à Marseille, après les grands feux de joie; à Constantinople deux fois, et à Anvers une fois, après de vastes incendies.

A Athènes, 430 ans ayant Jésus-Christ, Hippocrate,

sauve son pays de la peste, qui ressemblait fort au Choléra, par le même moyen, en allumant des feux.

C'est là vraiment le moyen le plus sûr d'arrêter et de détruire le fléau, que l'on ne remplace nullement par le chlorure de chaux. Un miasme par un autre! On remarque, en outre, partout que la respiration des bouffées de chlore qui empuantissent l'air, provoque des nausées qui semblent l'un des symptômes du Choléra.

« Allons donc, ô mes concitoyens des quatre parties du monde! ne reportez pas sur mes idées d'amélioration sociale la haine aveugle qu'on vous inspire contre ma personne; cette haine, je m'en moque, quand vous n'en êtes pas victimes! » (*Manuel de la Santé*, 1879.)

Nous croyons que partout, dans les lycées, écoles, établissements quelconques, où se trouvent des préaux suffisants, on ferait bien de mettre ces conseils à exécution, et d'allumer des feux chaque soir — ce qui serait une joie pour les enfants autant qu'une mesure de salubrité et de préservation pour tout le monde.

A Toulon et à Marseille, on devrait, soir et matin, allumer de grands feux — même au charbon de terre — sur les places publiques, et surtout aux dégorgeoirs, et à tous les évents des égouts; on pourrait également entretenir des brasiers de distance en distance dans tout le réseau des égouts ou dans le voisinage des mares et marais.

N'oublions pas qu'il y a plus de cinquante années sans le besoin d'autopsie, F.-V. Raspail a démontré que le Choléra, le typhus, la fièvre jaune, etc. ne sont dus qu'à des miasmes ou causes animées, que l'on désigne actuellement sous le nom de microbes — pour faire de la science nouvelle. — Or, les moyens qui ont réussi en 1834, 1849, 1854 et 1864 doivent réussir encore, et réussiront, nous en sommes certains.

Dans l'Antiquité, Hippocrate, nous l'avons dit, ne sauva son pays de la peste qu'en faisant allumer de grands feux, non seulement sur les places, mais tout autour de la ville d'Athènes.

C'est que le Choléra-Morbus, asiatique ou miasmatique, aussi bien que la peste d'Alep, le typhus, la fièvre récurrente de Sybérie ont toujours pour cause des petits insectes hydrophiles qui recherchent les cours d'eau — de là leur dénomination — insectes, dit Raspail, que l'analogie permet de rapporter au genre *cousin* ou *tipule*, et qui, en faisant invasion dans le tube intestinal, spécialement dans l'intestin grêle, dénaturent d'abord les fonctions de cet organe, et de là infectent toute l'économie générale du produit de leurs désorganisations locales.

Ce *Choléra* s'avance toujours en remontant ou redescendant les cours d'eau; en sorte que lorsqu'il apparaît dans un endroit, on peut en tracer l'itinéraire sur la carte. Il sévit d'autant plus que l'on est plus près des eaux croupissantes et des foyers d'infection, parce que, dans ce cas, le dard de ces petits insectes inocule, en sus de leurs produits de désorganisation, les principes miasmatiques et putrides dont il s'est occasionnellement imbibé. Le Choléra miasmatique — comme celui qui règne à Toulon et Marseille à l'heure actuelle — est le produit de la décomposition, sur une grande échelle, des eaux croupissantes, des exhalaisons méphitiques qui montent des égouts et des ports de mer ou criques, réceptacles stagnants de la vase qu'y accumule le flot, et des matières fermentescibles qu'y déversent les ruisseaux des villes maritimes, et enfin, des amas géologiques des matières animales qui gisent depuis des siècles dans les entrailles de la terre, jusqu'à ce que l'influence ou le dard d'une comète soit venu les attirer à la surface et dans l'atmosphère.

Ce genre de Choléra, qui a régné de 1865 à 1868, devient aussi meurtrier, aussi foudroyant que le Choléra entomogène ou miasmatique toutes les fois qu'une comète réfracte les rayons du soleil et les condense comme en un foyer sur une localité.

Le Choléra miasmatique ne suit pas un itinéraire comme le Choléra proprement dit ; il frappe à la fois les localités les plus distantes, et semble épargner les plus voisines, et les effets de l'influence cométaire survivent pendant un an à la disparition de l'influence immédiate, car la fermentation morbipare, une fois établie, poursuit son œuvre assez longtemps après que le levain en est épuisé. En temps de ce Choléra, la volaille en est toujours atteinte.

On comprend, dès lors, pourquoi certains pays en ont toujours été préservés ; pays granitiques ou marmoréens, ou de volcans éteints, qui ne laissent rien passer en dedans ou en dehors de leurs couches géologiques; tels se sont montrés, pendant le retour de nos épidémies les plus meurtrières : le Cantal, la Corrèze, la Creuze, le Lot, la Haute-Vienne, le Gers et la Lozère, quelque peu le Rhône pour d'autres considérations.

On comprend de la même manière comment il se fait que le retour d'une comète n'entraîne pas de fait le retour du Choléra dans le même pays, et pourquoi chaque épidémie y est séparée de la précédente par un espace de temps de près de cinquante ans en certains endroits. La fosse géologique, une fois épuisée, réclamant cette suite d'années pour se regarnir et se décomposer d'une façon pernicieuse sur l'organisation.

La fièvre jaune, qui est presque en permanence dans tous les ports du golfe du Mexique, cette immense rade où l'Océan atlantique amoncelle les vases de la mer, apparaissait presque tous les cinquante ans sous le nom de PESTE, dans l'un ou l'autre des ports de la Méditerranée, à Marseille par exemple et à Barcelone, alors que les ports de ces deux villes étaient le cloaque stagnant des immondices de la côte. A la faveur d'une chaleur sans exemple elle a reparu en 1865, à Alexandrie, au Caire, à Smyrne, à Constantinople, au Chili et au Pérou.

Les effets ou caractères de ces divers fléaux varient à l'infini, selon l'abondance ou l'intensité des causes, selon l'élévation de la température, et, par conséquent, selon la position géographique des lieux; enfin, selon les modifications du traitement que l'on adopte.

Avec l'application du système Raspail, dont les effets bienfaisants et rapides ne sont jamais démentis, nous croyons pouvoir recommander les moyens suivants, qui, dans notre pratique pendant le choléra de 1865, à Nîmes, nous ont donné les résultats les meilleurs et les plus constants.

Tout d'abord, envoyez chercher un médecin; mais, en attendant son arrivée, voici ce qu'il importe de faire :

1° Aux premiers symptômes de diarrhée, administrer un — et même jusqu'à trois — lavements suivants dans les vingt heures :

Dans une décoction d'eucalyptus, racine de fougère et de roses de Provins, 1/2 litre. Ajoutez :

Huile d'olive, 30 gr.
Un jaune d'œuf,   } battus
Camphre en poudre 0,10 centigr. } ensemble
Laudanum 6 à 10 gouttes,

Ce lavement doit être administré un peu plus que tiède.

2° A l'intérieur, infusions chaudes de fleurs de bourrache et menthe additionnée d'une petite cuillerée de rhum par grande tasse.

3° Sur le ventre, frictions et compresses d'alcool camphré.

Au besoin cataplasmes salins *chauds*, largement arrosés avec l'eau sédative et l'huile camphrée.

4° Contre les crampes, frictions avec l'eau sédative ou avec un liniment ammoniacal.

5ᵇ Selon le cas de gravité, potion aromatique légèrement laudanisée :

Pr : Infusée de germandrée et bourrache. . .　100 gr.
　　Teinture de cannelle.....................　5 »
　　Rhum vieux ....　10 »
　　Liqueur d'Hoffman.....................　2 »
　　Esprit de Mindérérus.................　5 »
　　Sirop de menthe.......................　35 »
　　Laudanum 5 à 6 gouttes.

Par cuillerée d'heure en heure.

6° Pousser autant que possible à la sueur, et, par conséquent, tenir le malade chaudement et dans la laine.

Tels sont les moyens qui, en tout ou en partie, appliqués avec méthode et selon le cas de gravité, nous ont donné les meilleurs résultats pendant le Choléra de 1865 à Nîmes. Traitée par cette méthode, l'épidémie a été relativement bénigne.

Le nombre des décès a été excessivement rare, les guérisons nombreuses, assez rapides ; deux, trois ou cinq jours ont suffi le plus souvent au rétablissement complet des malades.

On voit donc que le Choléra n'est pas plus terrible que tant d'autres épidémies, comme la variole, par exemple, et qu'il suffit de s'armer suffisamment et scientifiquement pour en avoir raison.

Quant à nous, nous ne saurions trop recommander les prescriptions du *Manuel de F.-V. Raspail*. Elles ont donné des résultats que ne donneront jamais les prescriptions des propagateurs du sulfate de cuivre et, en les suivant sous la direction d'un homme de l'art, elles sauveront, nous pouvons l'affirmer par l'expérience, le plus grand nombre de ceux qui pourraient être frappés par le fléau.

Lyon, le 3 juillet 1883.

Louis COMBET,

Médecin de la Faculté de Montpellier.
Ex-aide major de 1ʳᵉ classe à l'armée de
la Loire, — Conseiller municipal de Lyon.

P.-S. — Au moment de mettre sous presse, nous apprenons que le choléra, à Toulon et à Marseille, semble être en recrudescence. Que ces nouvelles attristantes n'excitent ni la peur, ni l'affolement. Le choléra, comme tous les fléaux de ce genre, est un peu le fait de l'imprévoyance des hommes.

Comme les diverses pestes — si nombreuses et si fréquentes dans l'Antiquité et le Moyen Age — il ne paraît le plus souvent qu'après de grandes guerres, de grandes agglomérations de peuples ou d'armées; quelquefois après des massacres épouvantables.

La SOLIDARITÉ, cette grande loi de la nature, que méconnaissent trop les hommes, peut seule nous guérir du choléra comme de tous les autres fléaux. Que nul ne se sauve, poussé par la peur et l'égoïsme; mais que tous s'entr'aident fraternellement, dans la cité frappée par le fléau, pour le détruire.

On l'a vu plus haut, le meilleur moyen c'est la PROPRETÉ et L'ASSAINISSEMENT des rues et des maisons. Que chacun comprenne ce DEVOIR absolu et, en protégeant sa personne et sa famille, il aidera à sauver la cité en péril.

4189 — Impr. Delaroche et Cie, 10, place de la Charité, Lyon.